Seniorenbeschäftigung

powered by Denis Geier

Denis Geier präsentiert:

Umschreibung 7

Die Gedanken sind frei

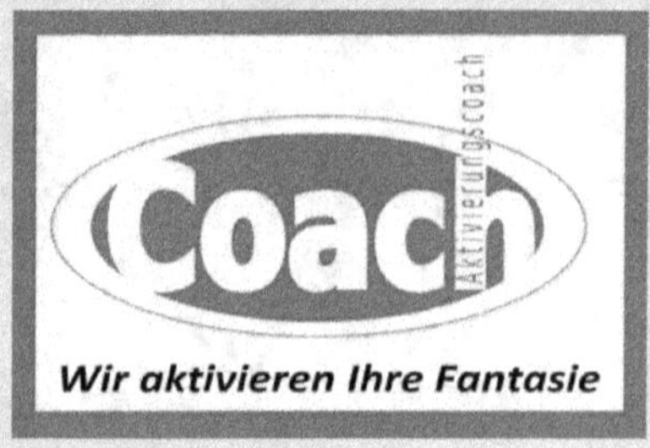

Vollständige Taschenbuchausgabe

Copyright © 2018 by Denis Geier
Quellenangabe siehe Seite 64
Herstellung und Verlag: CreateSpace, USA, Charleston,SC
ISBN-13: 978-1726369848
ISBN-10: 1726369846

Sie finden uns im Internet unter:

www.AktivierungsCoach.de

Die Gedanken sind frei

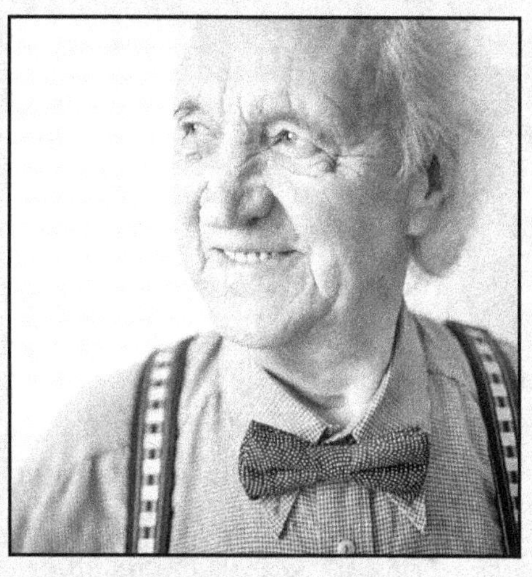

Unter diesem Motto konzipierte der Aktivierungs-coach Denis Geier die 7. Ausgabe der beliebten Umschreibungsrateheftreihe, die auf dem Wissen und den Erfahrungen seiner seit 2016 erscheinenden vorangegangenen Bände basiert. Mit diesen Heften wurde den qualifizierten Betreuungskräften nach § 43b, § 53C und § 45 SGB XI (ehemals 87b) eine leicht-verständliche und sofort einsatzbereite Arbeitshilfe zur Verfügung gestellt, die innerhalb kürzester Zeit im Bereich der Seniorenbetreuung eine gewisse Beliebtheit, sowohl bei Senioren als auch bei Betreuungsassistenten, erlangen konnte.

Begeben Sie sich deshalb heute wieder einmal gemeinsam mit Ihren Bewohnern auf eine abwechslungsreiche Frage- und Ratereise und lassen Sie Ihre Senioren anhand von unterschiedlichen, aber dennoch themenbezogenen Umschreibungssätzen und -fragen erraten und rätseln, wie die gesuchten Begriffe diesmal lauten könnten. Aktivieren Sie auf diese Weise die Erinnerungen Ihrer Gruppenteilnehmer in einer gewohnt humorvollen, lockeren und unterhaltsamen Seniorenrunde.

Wir wünschen Ihnen nun viel Vergnügen mit diesem seniorengerechten Rateheft.

Einige Fragen sind bewusst etwas schwerer, um auch geistig fitte Personen anzusprechen oder die Rateteilnehmer in eine falsche Richtung zu lotsen. Das Ziel dieser Fragen ist nicht, dass die Bewohner alle Lösungen sofort wissen oder sich überfordert fühlen, sondern dass der gesuchte Begriff, durch „mehrere" Fragen erkannt wird. Es ist also völlig egal, ob man auf einzelne Fragen immer eine Antwort parat hat. Es kommt auf die Kombinationsfähigkeit der Teilnehmer an. Als verantwortungsvolle Betreuungskraft sollten Sie daher vor der Nutzung dieses Heftes überlegen, ob Ihre Teilnehmer noch die notwendigen geistigen kognitiven Fähigkeiten besitzen, um die gesuchte Hauptlösung überhaupt zu finden. Nehmen Sie sich bitte unbedingt die Zeit, und überlegen Sie genau, ob dieses Angebot zu Ihren Bewohnern passt. Es ist völliger Blödsinn, wenn Sie diese Fragen an demenziell veränderte Menschen richten, die der Fragestellung überhaupt nicht mehr folgen können und schon mit alltäglichen Aufgaben überfordert sind. Auch für Personen, die zum Beispiel in einer geschlossenen Demenz-Abteilung eines Heimes leben, sind diese Fragen viel zu schwer und erzeugen mehr Frust als Freude. Sollten Sie also auf einer solchen Abteilung arbeiten, nutzen Sie das Angebot bitte nicht. Natürlich ist uns klar, dass dies den meisten Anwendern bewusst ist, leider haben wir jedoch in der Testphase zu diesem Buch feststellen müssen, dass es auch in der Betreuung „Spezialisten" gibt, denen das völlig egal ist. Also noch einmal ausdrücklich: Dieses Heft ist für Bewohner geeignet mit Pflegegrad 1 bis 3, aber nicht für jeden Bewohner mit Pflegegrad 1 bis 3, denn es gibt immer wieder Ausnahmen. Achten Sie daher unbedingt auf die individuell vorhandenen Fähigkeiten und nutzen Sie das Arbeitsmaterial nicht unüberlegt. *Danke schön..*

So funktioniert das Beschäftigungsangebot:

Erläutern Sie Ihren Teilnehmern kurz, was Sie jetzt tun. Erklären Sie ihnen, dass Sie nun einige Beschreibungs- bzw. Umschreibungssätze vorlesen werden und das Ziel darin besteht, anhand dieser Sätze zu erraten, was für ein Begriff gesucht wird.

<u>Beispiel aus Umschreibungsheft Nr.1:</u>

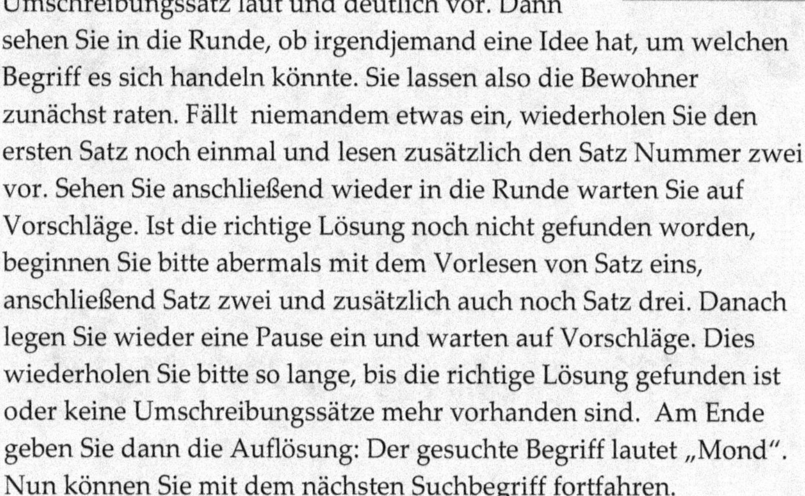

Gesucht wird der Begriff „Mond". Lesen Sie jetzt den ersten Umschreibungssatz laut und deutlich vor. Dann sehen Sie in die Runde, ob irgendjemand eine Idee hat, um welchen Begriff es sich handeln könnte. Sie lassen also die Bewohner zunächst raten. Fällt niemandem etwas ein, wiederholen Sie den ersten Satz noch einmal und lesen zusätzlich den Satz Nummer zwei vor. Sehen Sie anschließend wieder in die Runde warten Sie auf Vorschläge. Ist die richtige Lösung noch nicht gefunden worden, beginnen Sie bitte abermals mit dem Vorlesen von Satz eins, anschließend Satz zwei und zusätzlich auch noch Satz drei. Danach legen Sie wieder eine Pause ein und warten auf Vorschläge. Dies wiederholen Sie bitte so lange, bis die richtige Lösung gefunden ist oder keine Umschreibungssätze mehr vorhanden sind. Am Ende geben Sie dann die Auflösung: Der gesuchte Begriff lautet „Mond". Nun können Sie mit dem nächsten Suchbegriff fortfahren.

Viel Vergnügen!

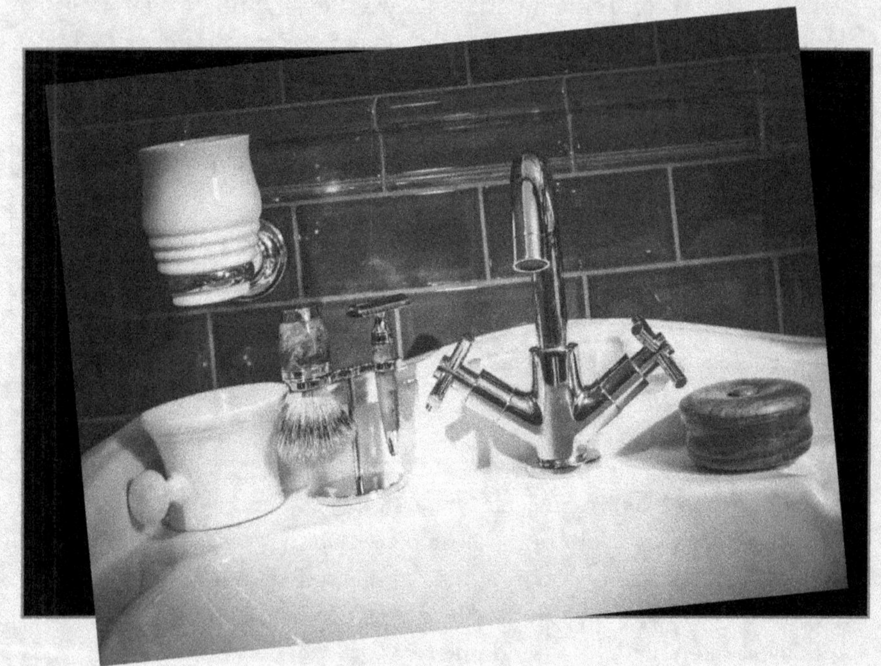

Thema:

Im Badezimmer

Heute beginnen wir
mit unserer Ratereise im
heimischen Badezimmer.
Der gesuchte Begriff
ist dort eigentlich immer
anzutreffen.

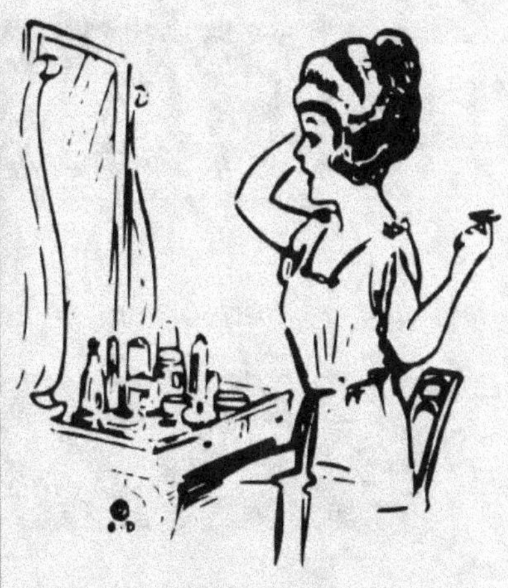

Der gesuchte Begriff hilft uns
beim Rasieren,
Frisieren und Schminken.

Meistens hängt der gesuchte Begriff an der Wand.
Es gibt ihn aber auch in handlicher Form.

Die böse Königin im Märchen Schneewittchen schätzt
diesen Begriff sehr. Bei ihr steht er jedoch
nicht im Badezimmer. Oder vielleicht doch?

Wenn wir das Badezimmer morgens betreten,
geht unser Blick meistens zuerst zu dem von uns hier
gesuchten Begriff.

In dem gesuchten Begriff können wir uns selbst sehen.

Der gesuchte Begriff lautet:

„Badezimmerspiegel"

Der jetzt gesuchte Begriff ist heutzutage nur noch selten im Badezimmer anzutreffen.

Üblicherweise besteht
der von uns gesuchte Begriff aus Kunststoff.

Den gesuchten Begriff gibt es in unterschiedlichen Farben, aber meistens nur in einer einheitlichen Größe.

Besonders bei Menschen, die eine Dauerwelle tragen, ist der gesuchte Begriff sehr beliebt.

Der gesuchte Begriff soll die Haare beim Duschen schützen.

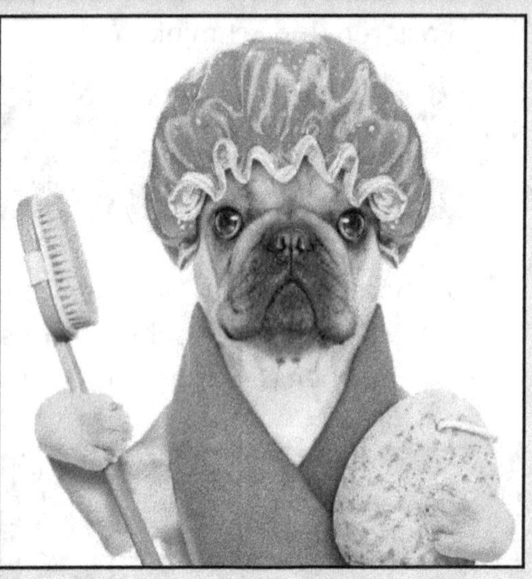

Bei dem gesuchten Begriff handelt es sich um eine Kopfbedeckung, die nur in Nassräumen getragen wird.

Der gesuchte Begriff lautet:

„Duschhaube"

Ich persönlich kenne kein Badezimmer,
in dem es den jetzt gesuchten Begriff nicht gibt.

Der gesuchte Begriff ist in jedem Badezimmer in sehr
großer Stückzahl zu finden. Einzeln aber niemals.

Der gesuchte Begriff besteht sehr oft aus Keramik.

Der gesuchte Begriff hat normalerweise vier Seiten und ist sehr flach.

Manchmal steht man im Badezimmer sogar auf dem gesuchten Begriff.

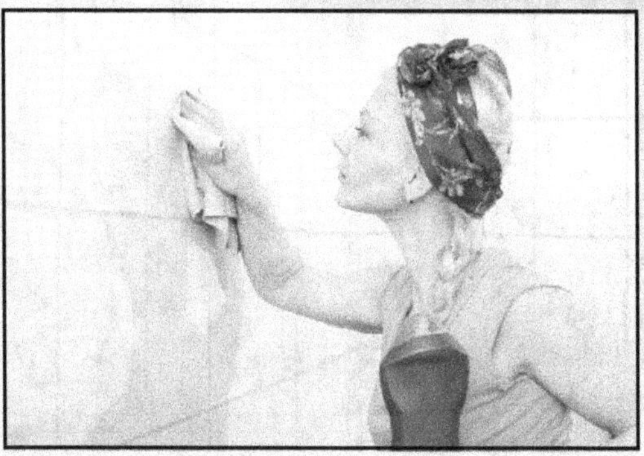

Ist der gesuchte Begriff sehr nass, besteht häufig
Rutschgefahr.

Der gesuchte Begriff lautet:

„Fliesen"

Der nun gesuchte Begriff gehört nicht zur
Standardausstattung eines Badezimmers.
Aber wenn er vorhanden ist, findet man diesen Begriff
meistens nur im Badezimmer.

Der gesuchte Begriff
ist ein kleines
medizinisches oder
kosmetisches Gerät.

Man glaubt es kaum, doch in
einigen Staaten
ist das von uns gesuchte
Gerät sogar verboten.

Das gesuchte Gerät wird überwiegend für die Füße verwendet.

Wer von
Hornhaut
geplagt wird,
kennt das
hier
gesuchte
Gerät
sicherlich.

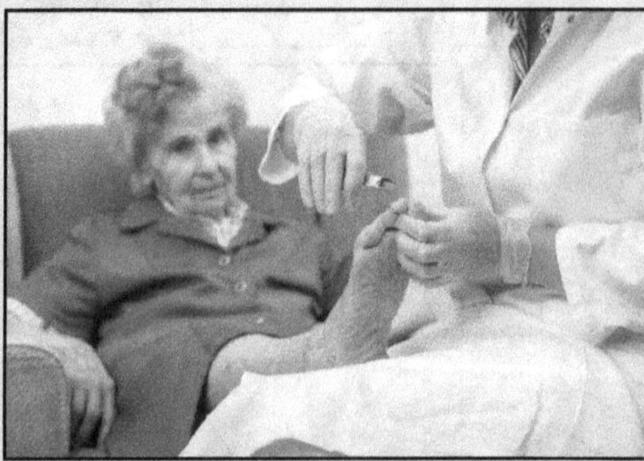

Mit dem gesuchten Gerät „hobelt" bzw. entfernt man
Hornhaut. Haben Sie erraten,
was für ein Gerät hier gesucht wird?

Der gesuchte Begriff lautet:

„Hornhauthobel"

In dem gesuchten Begriff
kann man wunderbar entspannen.

Schon vor über
3.000 Jahren
wurde der gesuchte
Begriff benutzt.

Der gesuchte Begriff
ist ein Behältnis, das
zur Körperhygiene
genutzt wird.

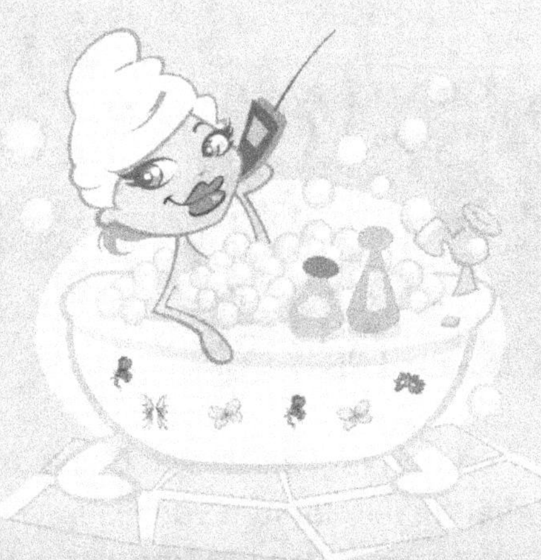

In den gesuchten Begriff wird meistens warmes Wasser
gefüllt, was mit gut
duftenden Badezusätzen versetzt wurde.

Wer gerne badet, benutzt den hier gesuchten Begriff
häufig.

Der gesuchte Begriff lautet:

„Badewanne"

Der nun gesuchte Begriff ist eine sehr „handliche"
Reinigungshilfe.

Der gesuchte
Begriff hat auch
sehr viele
Borsten.

Haare kann man
mit dem
gesuchten Begriff
aber nicht so gut
kämmen.

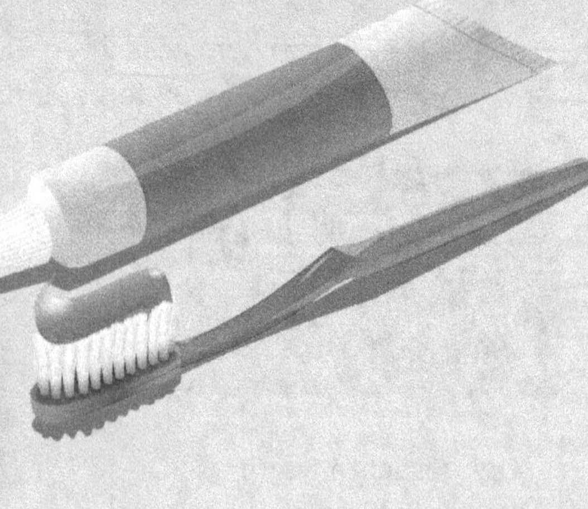

Früher, im Kaiserreich China, um das Jahr 1500, wurden
häufig die Borsten von Hausschweinen für die Herstellung
des von uns gesuchten Begriffs verwendet.

Den von uns gesuchten Begriff sollte man im Idealfall
dreimal am Tag benutzen.

Mit dem von uns
gesuchten Begriff pflegt und reinigt man Zähne.

Der gesuchte Begriff lautet:

„Zahnbürste"

Bei dem nun gesuchten Begriff handelt es sich um ein Pflegeprodukt, das häufig im Badezimmerschrank gelagert wird.

In der Regel benutzen Männer den gesuchten Begriff seltener als Frauen. Vielleicht ist das aber auch nur ein Vorurteil!

Das gesuchte Pflegeprodukt hat salbenartige Eigenschaften.

Der gesuchte Begriff ist eine Creme. Es handelt sich aber dabei um keine Zahncreme, Sonnencreme oder Schuhcreme.

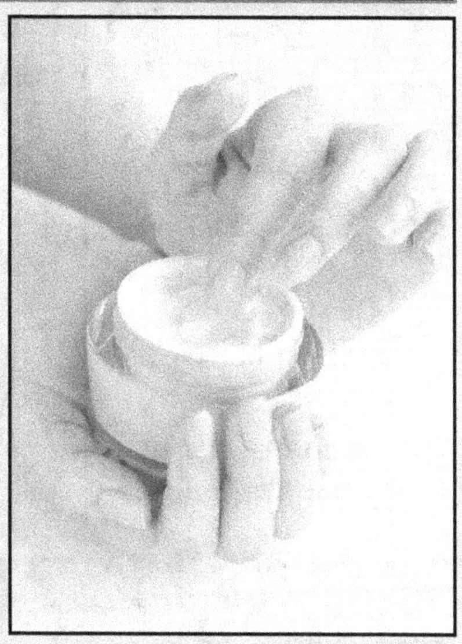

Der hier gesuchte Begriff wird überwiegend zur Hautpflege genutzt und soll uns vor ausgetrockneter, spröder und knittriger Haut schützen.

Der gesuchte Begriff ist eine Hautcreme speziell für die Pflege der Hände. Wissen Sie, welche bestimmte Creme hier von uns gesucht wird?

Der gesuchte Begriff lautet:

„Handcreme"

Der nun gesuchte Begriff ist ebenfalls ein Pflegeprodukt, das häufig im Badezimmer verwendet wird.

Mit Hilfe des gesuchten Begriffes kann man bei der Körperpflege besser „gleiten". So gesehen ist der gesuchte Begriff also ein Gleitmittel.

Es wird sowohl von Frauen als auch von Männern verwendet.

Der gesuchte Begriff ist hilfreich bei der kosmetischen Haarentfernung.

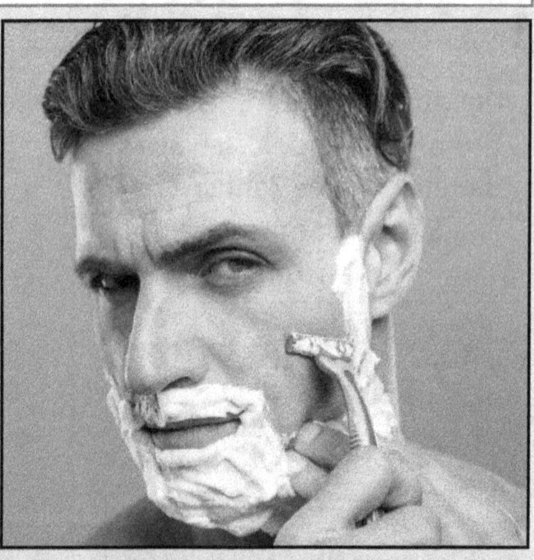

Frauen verwenden den gesuchten Begriff meistens für ihre Beine und Männer für ihr Gesicht.

Der gesuchte Begriff ist eine „schäumende" Rasiercreme.

Der gesuchte Begriff lautet:

„Rasierschaum"

Auch das nun gesuchte Pflegemittel findet man typischerweise im Badezimmer.

Der gesuchte Begriff wird zur Reinigung und zur Entfettung benutzt.

Oft wird der gesuchte Begriff nach dem Duschen verwendet. Doch duschen ist vor der Nutzung des gesuchten Begriffs nicht zwingend notwendig.

Früher mussten Kinder häufig weinen, wenn sie den gesuchten Begriff einmal ins Auge bekommen haben.

Auch der hier gesuchte Begriff schäumt sehr viel.

Die Haare sehen nach der Nutzung des hier gesuchten Begriffes wieder sauber und glänzend aus.

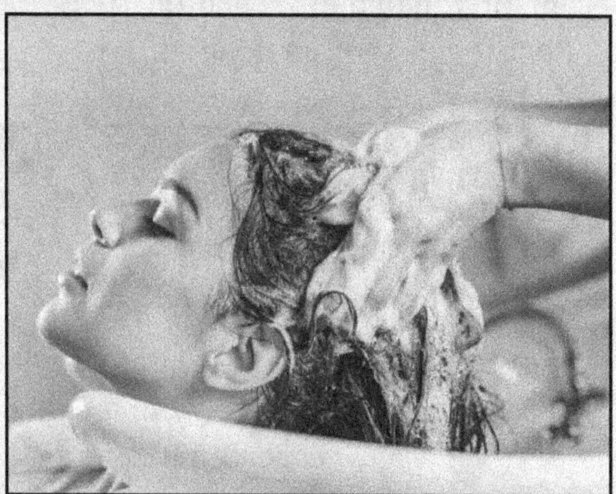

Der gesuchte Begriff lautet:

„Haarshampoo"

Der nun gesuchte Begriff gehört zur Grundausstattung jeder Toilette.

Der gesuchte Begriff wird zur Reinigung verwendet, es ist aber keine Toilettenbürste und kein Badehandtuch.

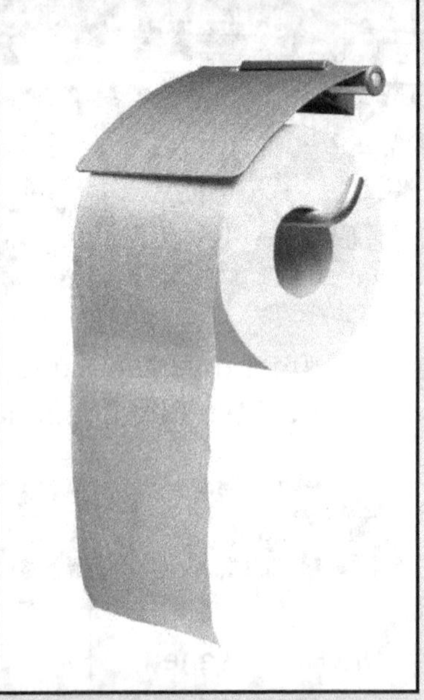

Es wird gleichermaßen von Männern, Frauen und Kindern benutzt.

Nachdem der gesuchte Begriff verwendet wurde, entsorgt man den gesuchten Begriff meistens umgehend.

Der gesuchte Begriff besteht aus vielen Blättern, doch eine Pflanze oder ein Buch ist der gesuchte Begriff nicht.

Manchmal wird der gesuchte Begriff auch zweckentfremdet – und man putzt sich mit dem gesuchten Begriff die Nase.

Der gesuchte Begriff lautet:

„Toilettenpapier"

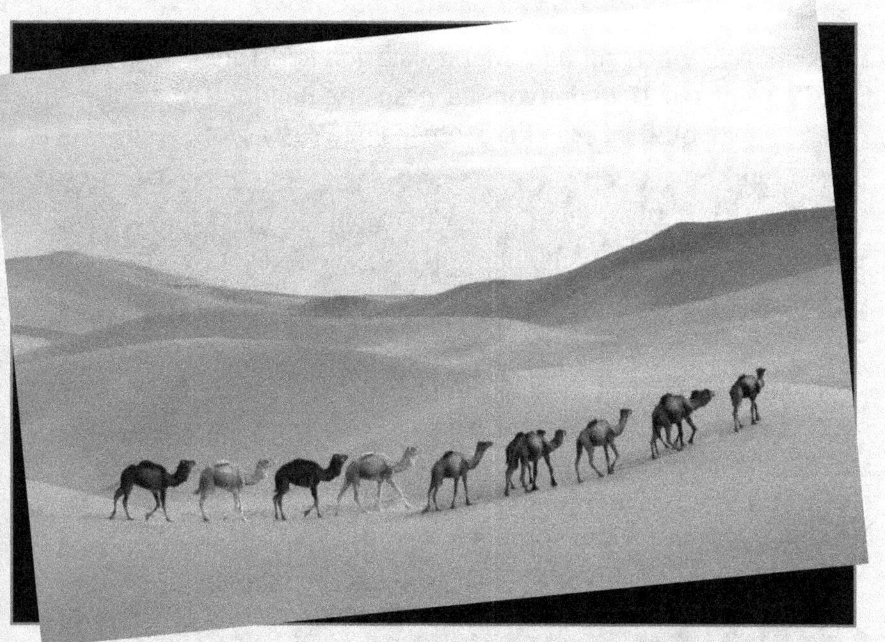

Thema:

In der Wüste

Der nun von uns gesuchte Begriff steht zwar nicht nur in Wüsten. Aber wenn wir an heiße, sandige Wüsten denken, verbinden wir diesen Begriff sehr oft damit.

Auch auf dem Marktplatz von Karlsruhe steht seit 1825 der von uns gesuchte Begriff, und das, obwohl es in Karlsruhe keine Wüste gibt.

Der gesuchte Begriff ist schon sehr alt und gehört zu den bekanntesten und ältesten erhaltenen Bauwerken der Menschheit.

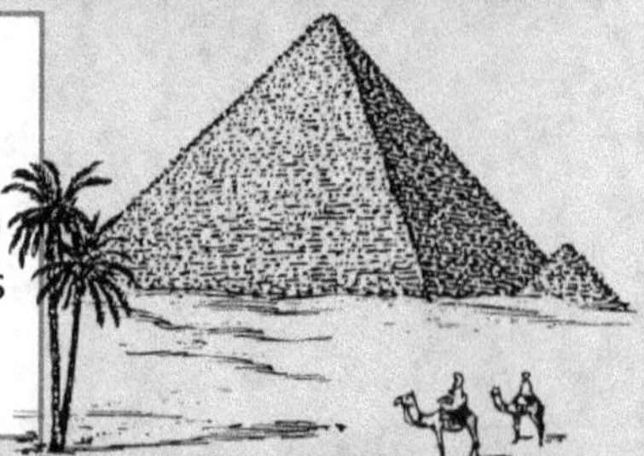

Der gesuchte Begriff ist nicht nur ein Bauwerk, sondern auch die Bezeichnung einer mathematischen dreidimensionalen Grundform eines geometrischen Körpers.

Das gesuchte Bauwerk diente im alten Ägypten als Begräbnisstätte für Könige.

Wenn Sie an folgende Begriffe denken, müssten Sie eigentlich ganz von allein darauf kommen, was für ein Bauwerk wir hier suchen. Wüste, Sand, Ägypten, Pharao, Gizeh, Py…

Der gesuchte Begriff lautet:

„Pyramide"

Der nun gesuchte Begriff ist kein Gegenstand oder Ort,
sondern eine Bezeichnung von ganz bestimmten Lebewesen,
die in der Wüste anzutreffen sind.

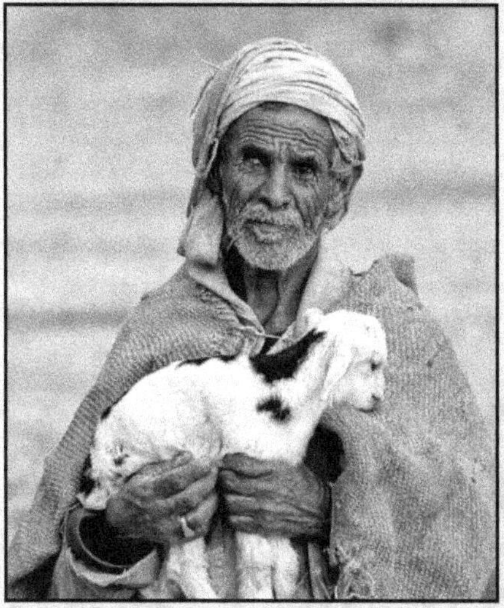

Diese Wüstenbewohner
sind aber
keine Insekten
oder Schlangen, sondern
eine bestimmte
Menschengruppe.

Diese Menschengruppe
lebt hauptsächlich von
der Viehzucht.

Sie züchten Dromedare, Schafe und Ziegen, für die sie in der
Wüste und vor allem in den Randzonen der Wüsten
Weideplätze suchen.

Bei der gesuchten Menschengruppe handelt es sich um Araber.

Nicht-sesshafte Menschen, die in der Wüste leben,
werden so genannt.

Der gesuchte Begriff lautet:

„Beduinen"

Genau
wie auch die
Pyramiden
ist auch das hier
gesuchte
Bauwerk schon sehr
alt.

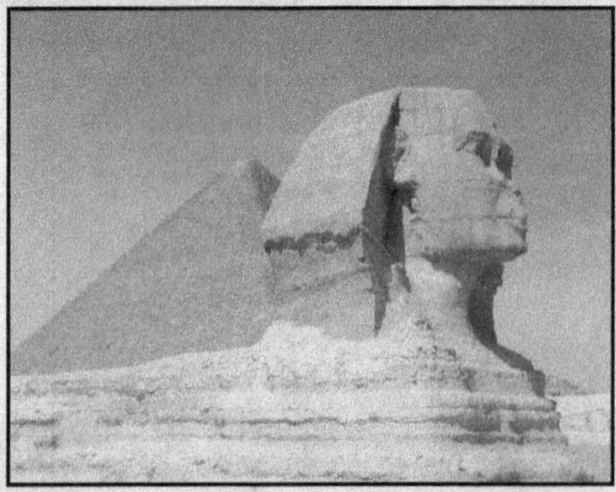

Der gesuchte Begriff ist eine ägyptische freistehende Statue, die eine Fantasiefigur darstellt.

Die gesuchte Statue besitzt den
Körper eines Löwen, aber den Kopf eines Menschen.

Die bekannteste dieser Statuen, die in Gizeh steht,
hat ihre Nase verloren.

Der Anfangsbuchstabe der gesuchten Statue ist ein S.

Der gesuchte Begriff lautet:

„Sphinx"

Auch der nun gesuchte Begriff
ist ein besonderes physikalisches Phänomen, das nicht nur in
Wüsten zu beobachten ist. Wir verknüpfen es aber im
Allgemeinen oft mit dem Thema Wüste.

Der gesuchte Begriff
kann durstige Wüsten-
wanderer in die Irre
führen.

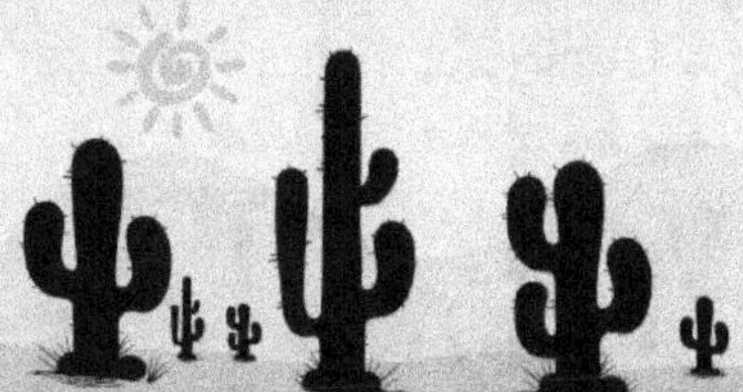

Obwohl man etwas sieht, ist meistens nichts da, wenn der
gesuchte Begriff im Spiel ist.

Der gesuchte Begriff ist aber keine Halluzination oder
Wahnvorstellung. Das, was man sieht, gibt es auch in
Wirklichkeit, nur leider nicht dort, wo man es vermutet.

Bei dem gesuchten Begriff
handelt es sich um eine Luftspiegelung.

Auf der mystischen und für Sterbliche unerreichbaren Insel
Avalon lebte einst eine Heilerin, die wahrscheinlich die
Namensgeberin des von uns gesuchten Begriffes ist. Ihr
Name lautete Morgan le Fay, auch bekannt als „Morgana".

Der gesuchte Begriff lautet:

„Fata Morgana"

Der nun gesuchte Begriff ist ein süßes Vergnügen, welches in seinem Namen den Hauptbestandteil der Wüste trägt.

Der gesuchte Begriff
ist ein köstlicher Klassiker zum Tee oder Kaffee.

Jeder hier im Raum hat den gesuchten Begriff mit Sicherheit schon einmal probiert.

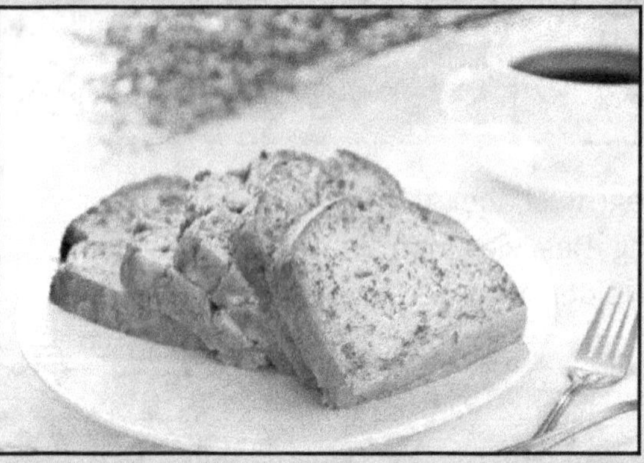

Die gesuchte Leckerei besteht aus einer sogenannten Sandmasse bzw. Sandteig.

Eine sogenannte „Sandmasse" besteht in der Regel aus Vollei, Zucker, Mehl sowie Butter oder Margarine.

Der gesuchte Begriff ist ein trockener Rührkuchen.

Der gesuchte Begriff lautet:

„Sandkuchen"

Wer an die alten Könige von Ägypten denkt, denkt automatisch an den von uns hier gesuchten Begriff.

Der gesuchte Begriff geht auf das ägyptische Wort Per aa („großes Haus") zurück.

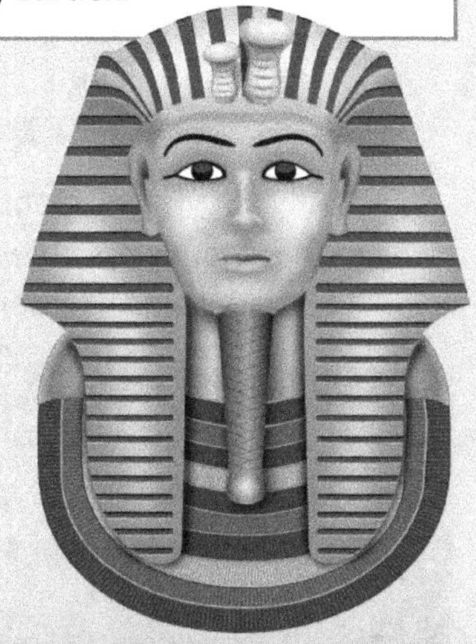

Die letzte Ruhe fand der von uns gesuchte Begriff meistens in einer Pyramide.

Wer die Todesruhe des gesuchten Begriffes stört, wird von einem Fluch verfolgt, so heißt es zumindest.

Der gesuchte Begriff ist ein alter Titel für die Könige von Ober- und Unterägypten.

Bekannte ägyptischen Herrscher, die den von uns gesuchten Begriff als Titel trugen, waren zum Beispiel: Tutanchamun, Ramses II. und Echnaton.

Der gesuchte Begriff lautet:

„Pharao"

Der nun gesuchte Begriff ist ein sehr beliebter Ort
in der Wüste.

Wüstenwanderer freuen sich
immer, wenn sie
diesen Ort nach tagelangem
Reisen erreichen.

An diesem Ort findet
man zum Beispiel
Dattelpalmen und eine
Wasserstelle.

In vielen orientalischen Geschichten
und Märchen ist der hier von uns gesuchte Ort eine Art
Rettungsinsel in der heißen, sandigen Wüste.

Für die
Nomaden war der
gesuchte Begriff
lebenswichtig,
denn nur hier
konnten sie
Wasser und
Vorräte
bekommen.

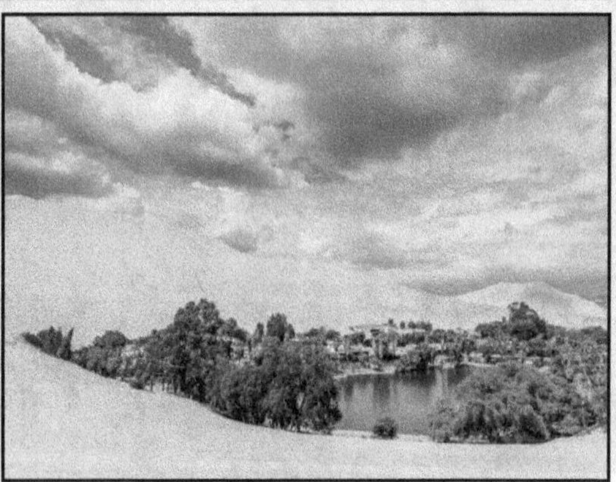

Der Anfangsbuchstabe
des gesuchten Wüstenorts ist ein O wie Oman.

Der gesuchte Begriff lautet:

„Oase"

Wer das arabische Wort für „Wüste" kennt,
weiß genau, was hier jetzt gesucht wird.

Im Norden
von Afrika
findet man
den von uns
gesuchten
Ort
sehr schnell.

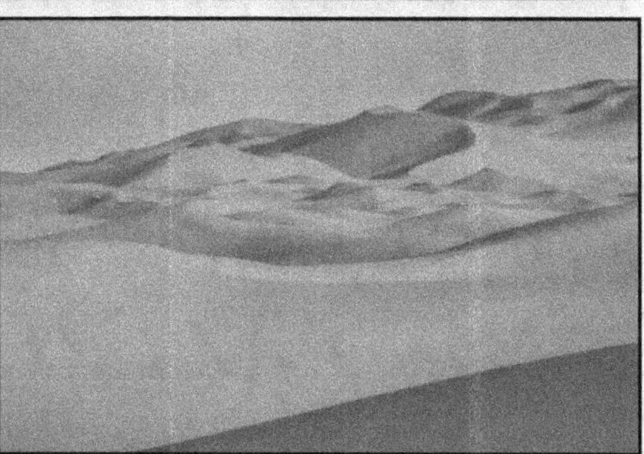

Der gesuchte Begriff ist der Inbegriff aller
Wüstenlandschaften.

Der gesuchte Begriff ist der Name einer riesigen
Landfläche die etwa 26-mal größer ist als Deutschland.

Im Mittelalter nannte man den von uns gesuchten Ort
schlicht „Große Wüste".

Der Name der größten Trockenwüste der Erde
wird von uns gesucht.

Der gesuchte Begriff lautet:

„Sahara"

Wer durch die Wüste reist, ist froh, wenn er den gesuchten Begriff bei sich hat.

Wer auf dem gesuchten Begriff reist, wird kräftig durchgeschaukelt.

Der gesuchte Begriff ist eine nicht ganz ernstgemeinte Bezeichnung für bestimmte Wüstenbewohner.

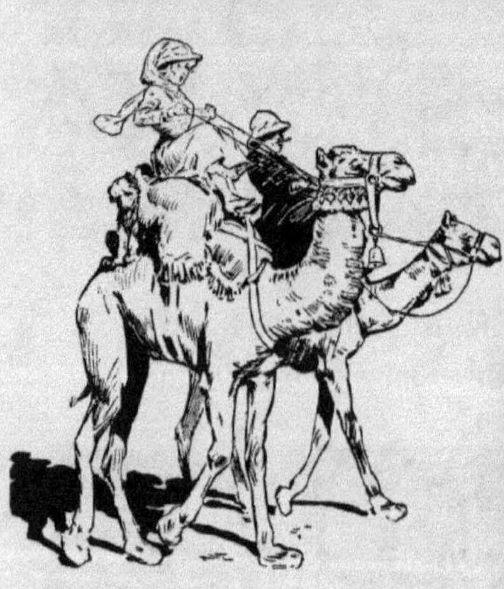

Wenn man Urlaub in sehr heißen Regionen macht, kann man manchmal auch selbst auf dem gesuchten Begriff reiten.

Dromedar und Trampeltier werden im Volksmund scherzhaft oft so genannt.

Fast wie auf einem kleinen Schiff reist man auf dem gesuchten Begriff durch die Wüste.

Der gesuchte Begriff lautet:

„Wüstenschiff"

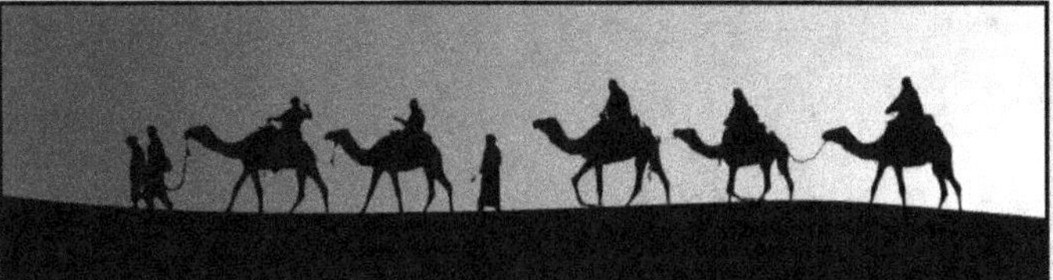

Wenn man eine Reise durch die Wüste macht, gehört man oft auch zu dem von uns nun gesuchten Begriff.

Die Handelsrouten durch Wüsten werden von dem gesuchten Begriff benutzt.

Zum Beispiel wird auch eine Gruppe von Reisenden, Kaufleuten, Forschern oder Pilgern so genannt.

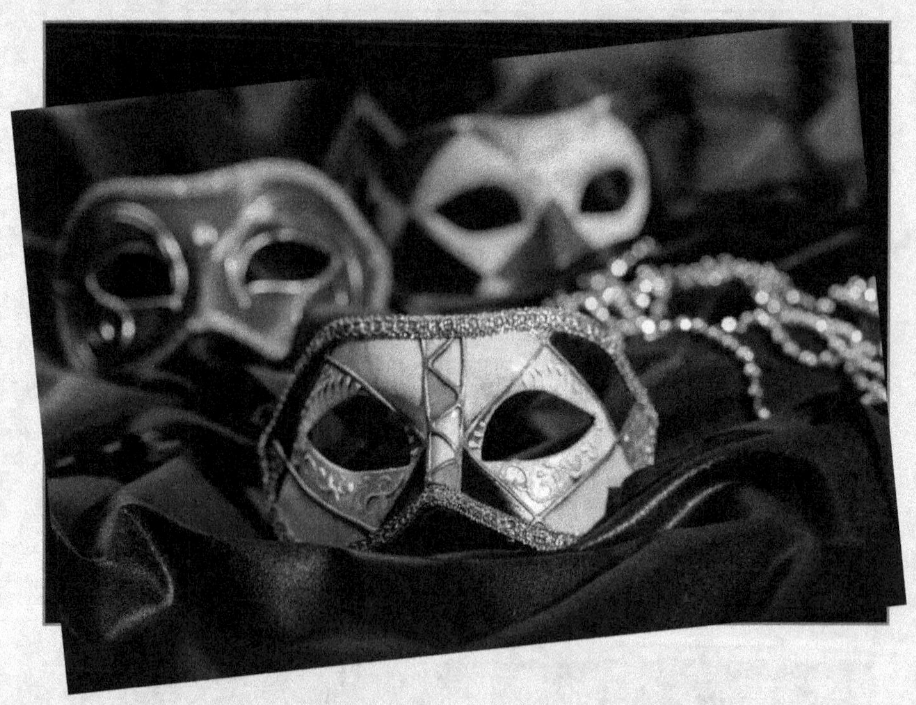

Thema:

Im Theater

Wer ein Theater besuchen möchte, kommt an dem hier gesuchten Begriff nicht vorbei.

Manchmal muss man sehr lange warten, bis man endlich an diesem hier gesuchten Begriff steht.

Der gesuchte Begriff ist ein Ort, an dem man sich die Erlaubnis zum Betreten des Theaters erkaufen kann.

Auch in Zirkussen und Kinos gibt es den hier gesuchten Begriff, dort heißt er aber etwas anders.

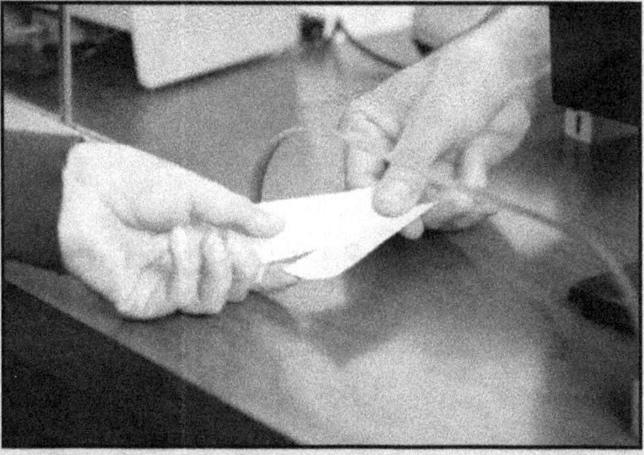

Das Theaterprogrammheft und die Theaterkarten bekommt man an diesem gesuchten Ort.

Wenn es den gesuchten Begriff nicht geben würde, würde das Theater kein Geld verdienen.

Der gesuchte Begriff lautet:

„Theaterkasse“

Wenn der gesuchte Begriff nicht schön ist, wirkt die Theateraufführung meistens sehr billig.

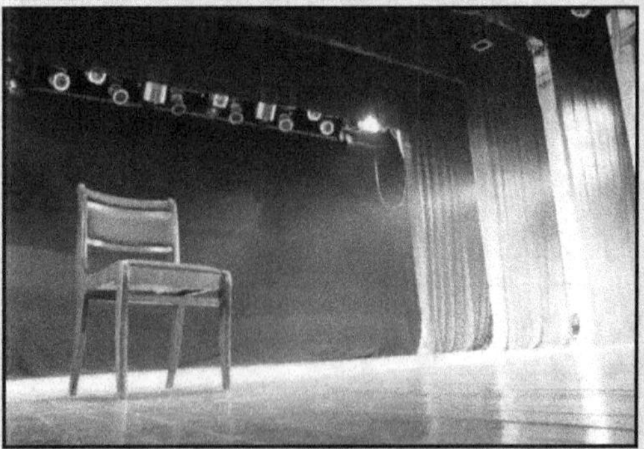

Der gesuchte Begriff ist ein traditioneller Bestandteil des Theaterbühnenbildes.

Bühnenbildner gestalten und entwerfen den hier gesuchten Begriff.

Schiebewände mit wechselnden Bühnenhintergründen werden im Theater
heute so genannt wie der von uns nun hier gesuchte Begriff.

Der gesuchte Begriff lautet:

„Kulissen"

Er wird sowohl von den Schauspielerinnen als auch Schauspielern benutzt.

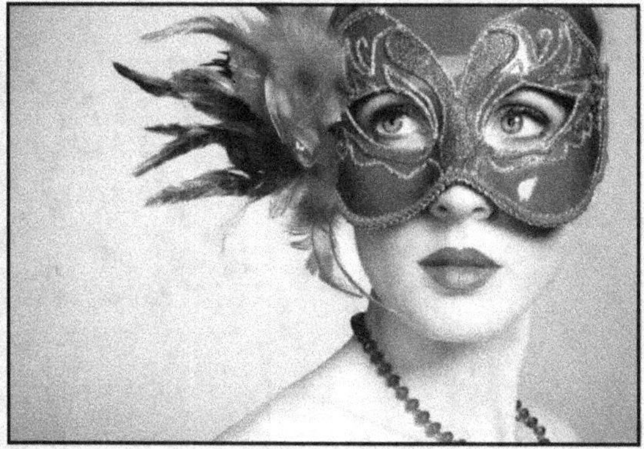

Ohne das Fingergeschick einer guten Schneiderin würde der gesuchte Begriff den Schauspielern nicht richtig passen.

Der gesuchte Begriff sieht immer wieder anders aus und soll den Schauspieler bei seiner Rolle unterstützen. Es handelt sich hierbei um spezielle Kleidung, die gegebenenfalls durch Schminke oder eine Maske ergänzt wird.

Der gesuchte Begriff lautet:

„Kostüm"

Bei dieser Aufführung spielt Musik immer eine wichtige Rolle.

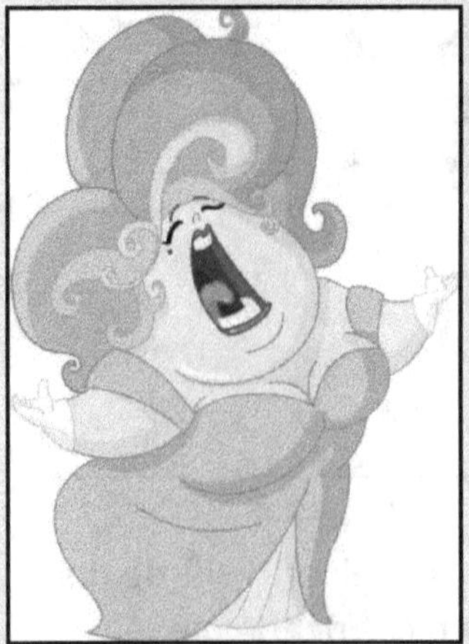

Der gesuchte Begriff
ist eine Bühnenaufführung,
bei der die Schauspieler
auch singen müssen.

Meistens hat die
hier gesuchte
Bühnenaufführung eine heitere
oder sentimentale Handlung.

Zu den wahrscheinlich bekanntesten Bühnenstücken des hier gesuchten Begriffs gehören zum Beispiel „Im weißen Rössl", „Die Drei von der Tankstelle" oder „Der Kongress tanzt".

Haben Sie erraten, welche Art von Aufführung hier von uns gesucht wird? Eine Mischung aus Gesang und Dialogen – wie nennt man dieses Musiktheater?

Der gesuchte Begriff lautet:

„Operette"

Zu besonderen Anlässen wird der gesuchte Begriff auch im Alltag verwendet, jedoch nicht so extrem wie bei einer Theateraufführung.

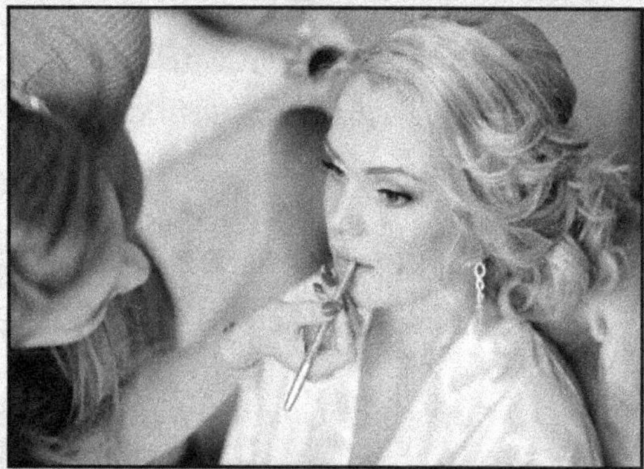

Der gesuchte Begriff kann die Rolle eines Schauspielers für den Zuschauer realistischer erscheinen lassen.

Maskenbildner, im Englischen auch Make-up Artist genannt, könnten ohne den gesuchten Begriff überhaupt nicht arbeiten.

Der gesuchte Begriff lautet:

„Theaterschminke"

Ohne den gesuchten Begriff würde es beim Theater-Orchester drunter und drüber gehen.

Ein Bühnenstück mit Musik wäre ohne den gesuchten Begriff früher undenkbar gewesen.

Heute ist der gesuchte Begriff nur noch selten im Theater zu beobachten, da die Musik häufig vom Band kommt.

Ein feines Gehör sowie Rhythmusgefühl sind Grundvoraussetzungen für den hier gesuchten Begriff.

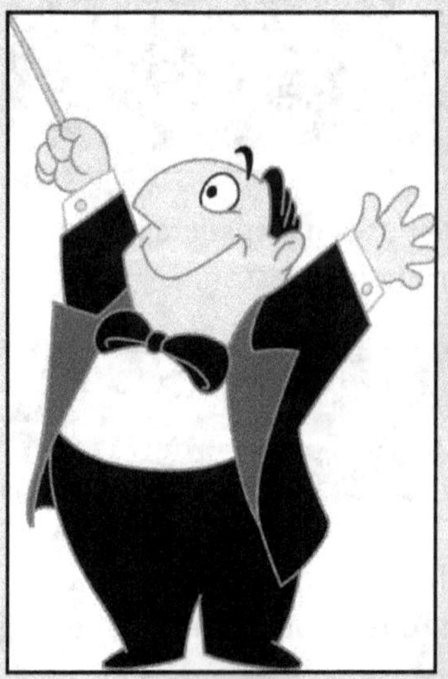

Das „London Symphony Orchestra" und die „Berliner Philharmoniker" würden ohne den gesuchten Begriff nicht so wunderbar klingen.

Wer den Beruf von Leonard Bernstein (1918–1990) und Herbert von Karajan (1908–1989) kennt, sollte die Lösung jetzt nennen.

Der gesuchte Begriff lautet:

„Dirigent"

Der nun gesuchte Begriff hilft dem Theaterbesucher, den Überblick zu behalten.

Wer nicht in der ersten Reihe sitzt, freut sich sehr über den hier gesuchten Begriff.

Durch den gesuchten Begriff kann man das Bühnenstück aus nächster Nähe verfolgen.

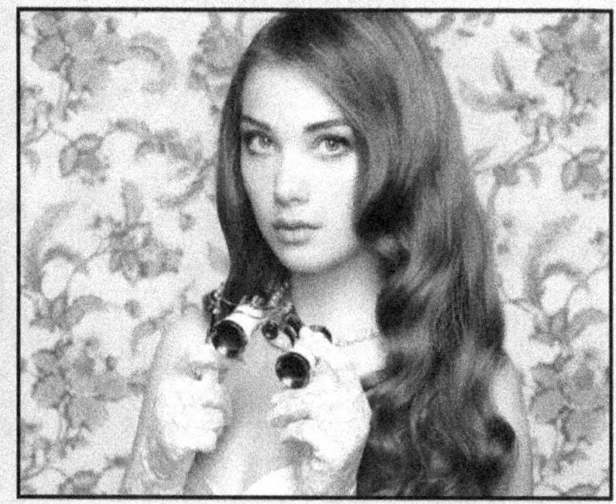

Der gesuchte Begriff kann aber auch für andere Abendveranstaltungen wie Oper oder Ballett genutzt werden.

Früher nannte man den gesuchten Begriff auch „Stecher" oder „Lorgnette", und beim Militär „Feldstecher".

Der gesuchte Begriff ist ein ganz bestimmtes Fernglas.

Der gesuchte Begriff lautet:

„Opernglas/Theaterglas"

Die größte Variante des hier gesuchten Begriffes steht in Berlin
im Friedrichstadt-Palast.

Die einfachste Art des hier gesuchten Begriffes ist ein Podest.

Für alles, was heute hinter dem hier gesuchten Begriff geschieht, ist das englische Wort „Backstage" gebräuchlich.

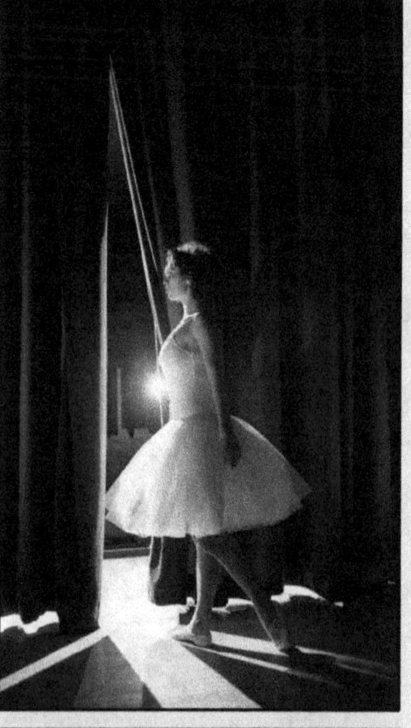

Friedrich Schiller (1759–1805) nannte diesen hier gesuchten Begriff in einen seiner Gedichte auch „Die Bretter, die die Welt bedeuten".

Der hier gesuchte Begriff ist eine Konstruktion, auf der die Theateraufführung stattfindet.

Der gesuchte Begriff lautet:

„Theaterbühne"

Traditionell ist der gesuchte Begriff rot.
Er kann aber auch andere Farben haben.

Der gesuchte Begriff ist meistens das Erste, was wir
in einem Theatersaal auf oder vor der Bühne sehen.

Häufig ist der
gesuchte Begriff auch in
der Mitte geteilt und auf
Schienen befestigt.

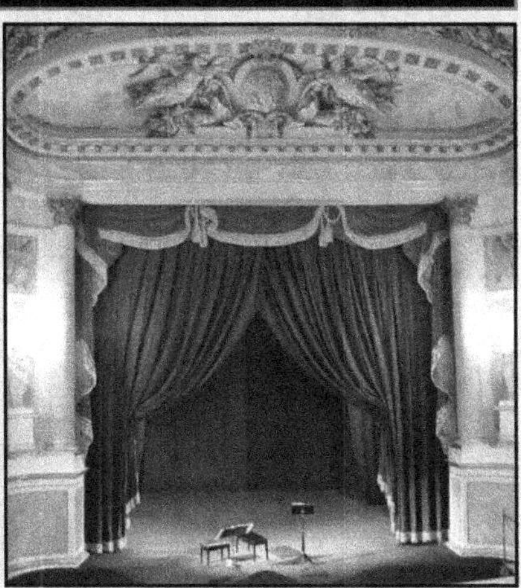

Der gesuchte Begriff wird
im Theater
vor und nach
der Vorstellung benutzt.

Bei anhaltendem Applaus wird der gesuchte Begriff am
Ende einer Vorstellung auch mehrfach geöffnet, um den
Blick auf die Mitwirkenden freizugeben.

Der gesuchte Begriff lautet:

„Bühnenvorhang"

Der nun gesuchte Begriff ist ein Ort, der auf vielen Veranstaltungen gefunden werden kann.

Nein, es sind nicht die Toiletten, aber für viele Theatergäste ist dieser Ort genauso wichtig.

Wer diesen Ort nicht benutzt, kann während einer Theateraufführung seine Jacke anlassen, obwohl sich das natürlich nicht schickt.

Der gesuchte Ort befindet sich nicht nur im Theater, sondern auch im Eingangsbereich von Diskotheken, Museen oder anderen öffentlichen Gebäuden.

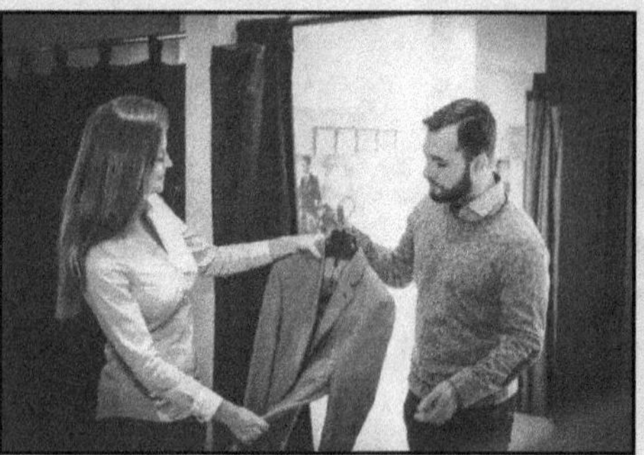

An diesem Ort kann der Theaterbesucher etwas einlagern, zum Beispiel Kopfbedeckungen, Schirme, Mäntel, Jacken oder sonstige Oberbekleidungsstücke.

Wer etwas an diesem Ort deponiert, bekommt meistens eine Garderobenmarke.

Der gesuchte Begriff lautet:

„Theatergarderobe“

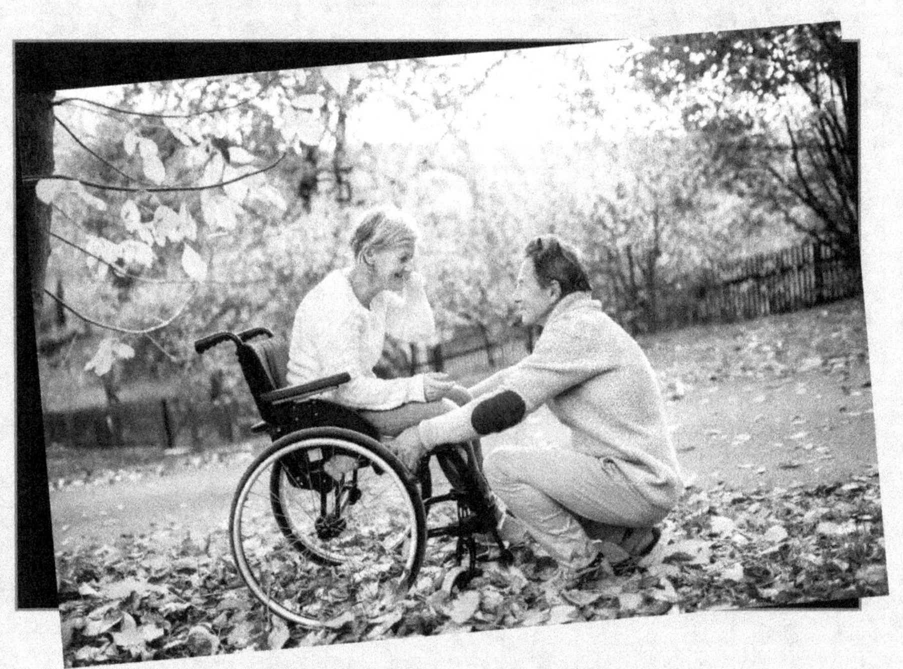

Thema:

Altweibersommer

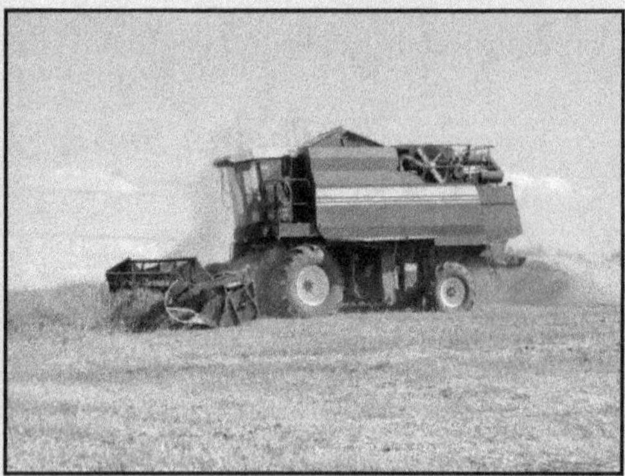

Feld- und Gartenfrüchte sind in dieser besonderen Zeit reif zum Pflücken.

Besonders Hobbygärtner und Landwirte freuen sich auf den Beginn dieser gesuchten besonderen Zeit.

Die umgangssprachliche Verwendung des gesuchten Begriffs orientiert sich immer an der Reife der Pflanzen.

Eigentlich kann man diesen Begriff das ganze Jahr benutzen, doch im Herbst ist für diesen Begriff Hochsaison.

Der goldene Herbst steht darum schlechthin für diesen gesuchten Begriff. Vor allem wenn man dabei an die Ernte von Birnen, Äpfeln und Pflaumen denkt. Aber auch die Felder der Bauern werden in dieser Zeit abgemäht.
Darum nennt man diese gesuchte Zeit auch ...?

Der gesuchte Begriff lautet:

„Erntezeit"

Die erste geschichtliche Erwähnung des gesuchten Begriffs geht auf das 5. Jahrhundert v. Chr. zurück und stammt aus China.

Dieser gesuchte Begriff ist ein Spiel- und Sportgerät, das mit Wind betrieben wird.

Besonders bei Kindern, vor allem im Herbst, ist der gesuchte Begriff als Spielgerät sehr beliebt.

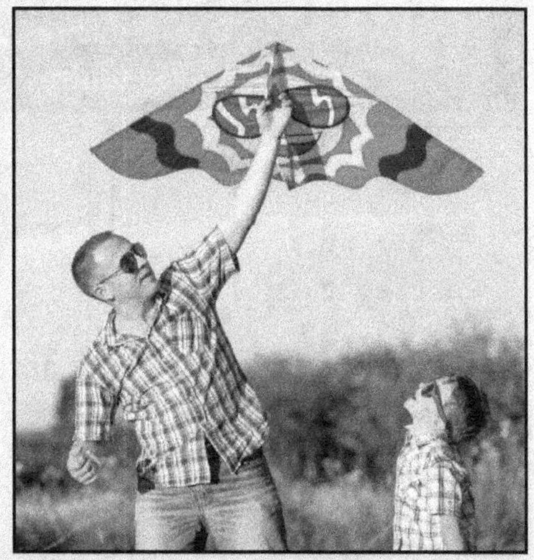

Viele Kinder basteln diesen gesuchten Begriff auch gerne selbst.

Besonders auf Stoppelfeldern und bei kräftigem Herbstwind macht das Spielen mit dem gesuchten Begriff riesigen Spaß.

Damit der gesuchte Begriff nicht einfach beim Spielen verschwindet, wird er die ganze Zeit an der Leine gehalten.

Der gesuchte Begriff lautet:
„Flugdrachen / Drachensteigen"

Dieses Wildtier lebt natürlich nicht nur im Herbst, aber in dieser Zeit ist dieses gesuchte Tier besonders aktiv.

Das gesuchte Wildtier
ist ein kleiner Insektenfresser, aber kein Vogel.

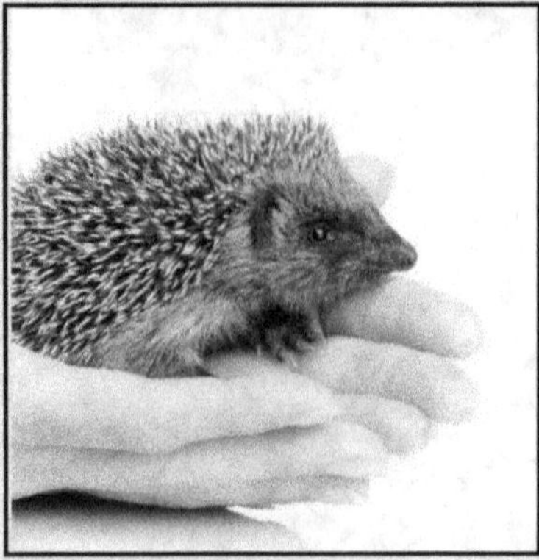

In der Herbstzeit
muss das gesuchte Tier viel
fressen, um sich eine
Winterspeckschicht
anzulegen, da das Tier meist
schon ab
Mitte November einen
Winterschlaf hält.

Einige Menschen bauen für das gesuchte Tier sogar ein
kleines Haus, was das gesuchte Tier
gerne als Unterschlupf im Winter benutzt.

Das gesuchte stachelige Tier lebt nicht im Wald
und bevorzugt Gärten.

Der gesuchte Begriff lautet:

„Igel"

Gesucht wird ein herbstlicher Volksbrauch, der ursprünglich vor allem im katholischen Irland verbreitet war.

Dieser Volksbrauch ist ein Fest, das immer am Abend und in der Nacht vor Allerheiligen, also vom 31. Oktober auf den 1. November, gefeiert wird.

Irische Einwanderer pflegten diesen Volksbrauch vor allen in ihrer neuen Heimat Amerika, dadurch wurde dieser Brauch auch bei uns bekannt.

Natürlich gibt es auch eine alte Legende zu dem gesuchten Volksbrauch. In dieser betrügt ein gewisser Jack Oldfield den Teufel.

Um die bösen Geister abzuschrecken, stellt man an diesen „Festtag", laut altem Volksbrauch, ausgehöhlte Kürbisse mit gruseligen Fratzen auf.

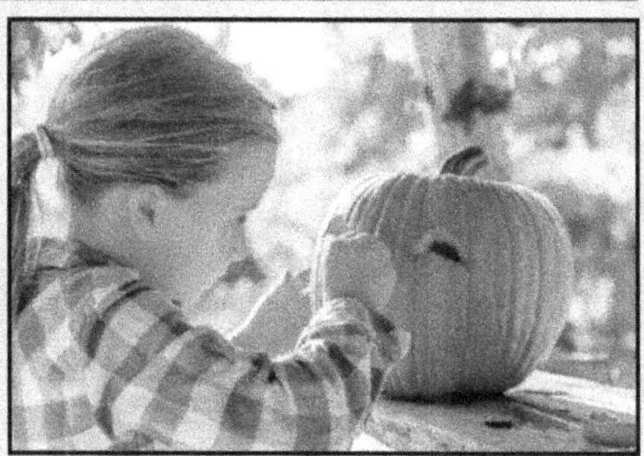

Ein weiterer Brauch besteht darin, dass gruselig verkleidete Kinder an diesem Abend von Tür zu Tür ziehen und mit dem Spruch „Trick or treat!", also „Süßes oder Saures!", um kleine Süßigkeitengaben bitten.

Der gesuchte Begriff lautet:

„Halloween"

Der gesuchte Begriff ist ein Kleidungsstück, das sowohl von Frauen, Männern als auch Kindern getragen wird.

Das gesuchte Kleidungsstück wurde früher oft mit Öl oder Wachs beschichtet.

Im Sommer muss man das gesuchte Kleidungsstück seltener tragen, es kann aber auch in dieser Zeit vorkommen.

Egal ob Nieselwetter, Sturmregen oder Hagel, den gesuchten Begriff mag jeder bei diesem herbstlichen schlechten Wetter.

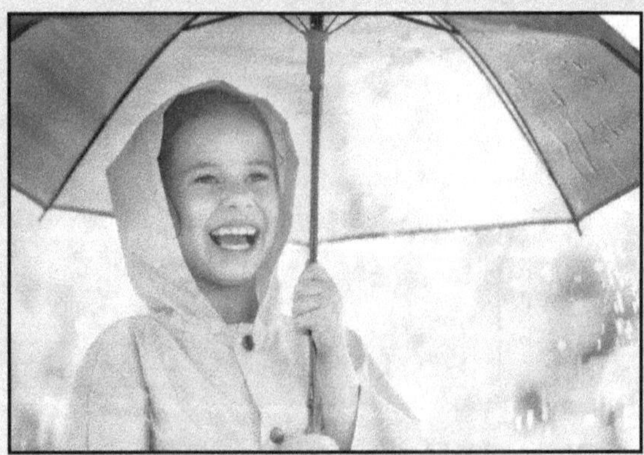

Das gesuchte Kleidungsstück ist sehr oft mit einer Kapuze ausgestattet.

Das gesuchte Kleidungsstück ist eine wasserabweisende Jacke.

Der gesuchte Begriff lautet:

„Regenjacke"

Der nun gesuchte Begriff ist eine herbstliche Tätigkeit. Es handelt sich dabei aber nicht um einen lustigen Freizeitspaß, sondern um harte Arbeit.

Wenn sich der Sommer verabschiedet und die Tage kürzer werden, beginnt diese gesuchte Tätigkeit.

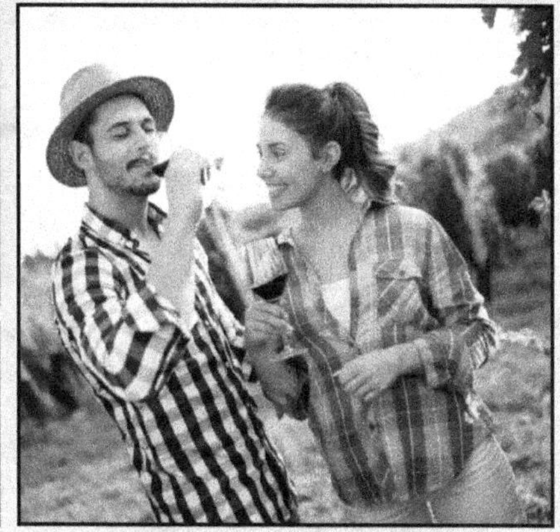

Die gesuchte Tätigkeit wird auch oft als „Herbsten" bezeichnet.

Bei dieser gesuchten Tätigkeit werden bestimmte Kletterpflanzen abgeerntet. Diese gehören zu den ältesten Kulturpflanzen der Menschheit.

Winzer freuen sich über diese Zeit besonders.

Ohne diese herbstliche Tätigkeit würden Wein- und Sektliebhaber kein Vergnügen mehr haben.

Der gesuchte Begriff lautet:

„Weinlese/Traubenlese"

Dieses Gelände ist ein wichtiger Ort
für die Nahrungssuche von Zugvögeln im Herbst.

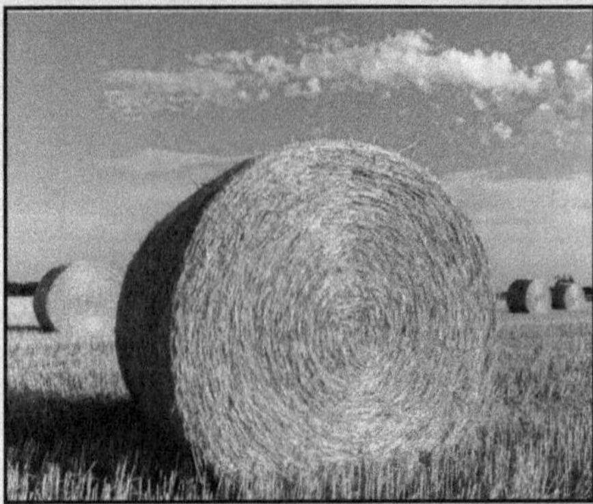

Alljährlich im August findet in der Region Stuttgart der traditionelle „Schäfer-lauf" statt. Dieses Wettrennen wird auch an dem gesuchten Ort durchgeführt.

Der gesuchte Ort ist ein abgeernteter Getreide-Acker, auf dem noch die unteren Stängelteile von Pflanzen eingewurzelt stehen.

Der gesuchte Zeitraum dauert meistens nicht länger als zwei Wochen.

Der gesuchte Zeitraum beginnt nicht jedes Jahr am selben Tag. Es gibt also keinen bestimmten Termin wie bei Feiertagen.

Wann dieser besondere Zeitraum im Herbst ist, entscheiden in Deutschland die einzelnen Bundesländer.

Früher mussten die Bauernkinder in dieser Zeit auf dem heimischen Hof als Erntehelfer mitarbeiten.

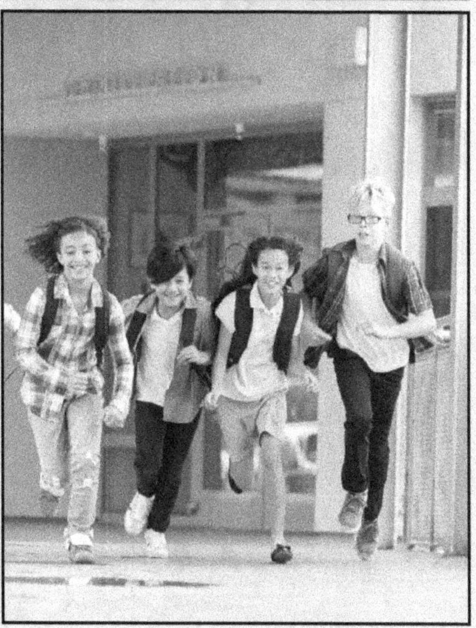

In diesem Zeitraum findet heute in den Schulen kein Unterricht statt. Darum ist dieser gesuchte Zeitraum nach den Sommerferien sehr beliebt bei den Kindern.

Der gesuchte Begriff lautet:

„Herbstferien"

Jetzt wird ein Kleidungsstück gesucht, das man im Sommer selten trägt, aber im Herbst doch relativ oft.

Wenn man das gesuchte Kleidungsstück anzieht, trägt man es immer paarweise.

Bei dem gesuchten Begriff handelt es sich um eine Art von Regenkleidung.
Es ist aber kein Anorak und auch kein Regencape.

Bei dem gesuchten Kleidungsstück handelt es sich um waden- bis kniehohe Schuhe.

Im Norddeutschen wird das gesuchte Kleidungsstück auch Galosche oder Kalosche genannt.

Bei dem gesuchten Begriff handelt es sich um Schuhe, die besonders wasserdicht sind.

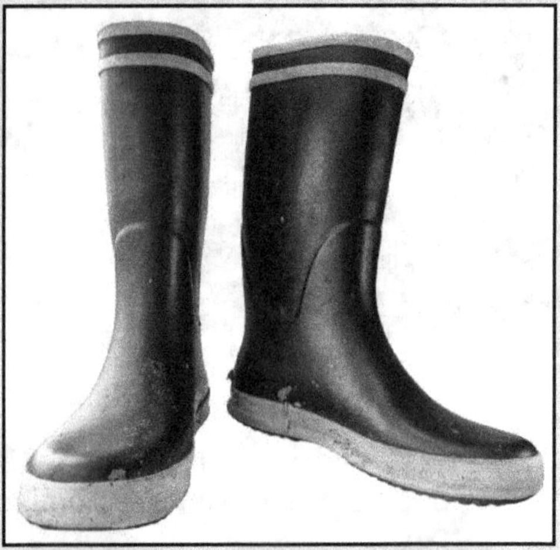

Der gesuchte Begriff lautet:

„Gummistiefel"

Der nun gesuchte Begriff beschreibt ein natürliches Ereignis im Herbst.

Jeder Gärtner
und
Obstbauer kennt dieses Ereignis.

Insekten lieben diesen Begriff sehr.

Der nun gesuchte Begriff, ist keine bestimmte Frucht. Es kann sich dabei sowohl um Äpfel, Birnen, Zwetschgen oder Kirschen handeln. Wenn man es genau nimmt, kann jede Frucht zu dem gesuchten Begriff werden.

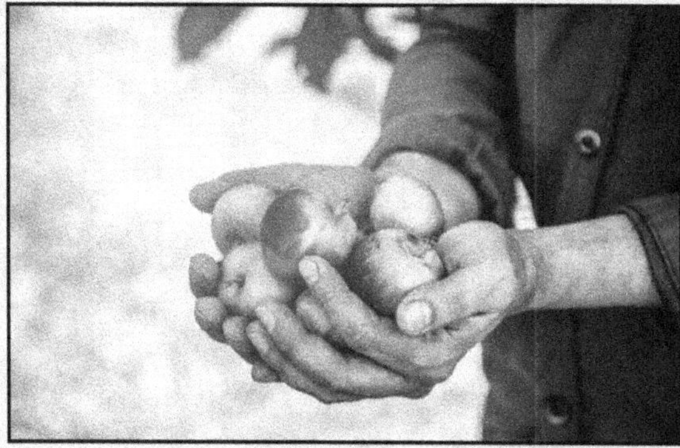

Bei dem gesuchten Begriff handelt es sich um Früchte, die von hochwachsenden Pflanzen gefallen sind.

Diese gesuchten Früchte hängen nicht auf Bäumen oder Sträuchern, sondern liegen auf dem Erdboden.

Der gesuchte Begriff lautet:

„Fallobst"

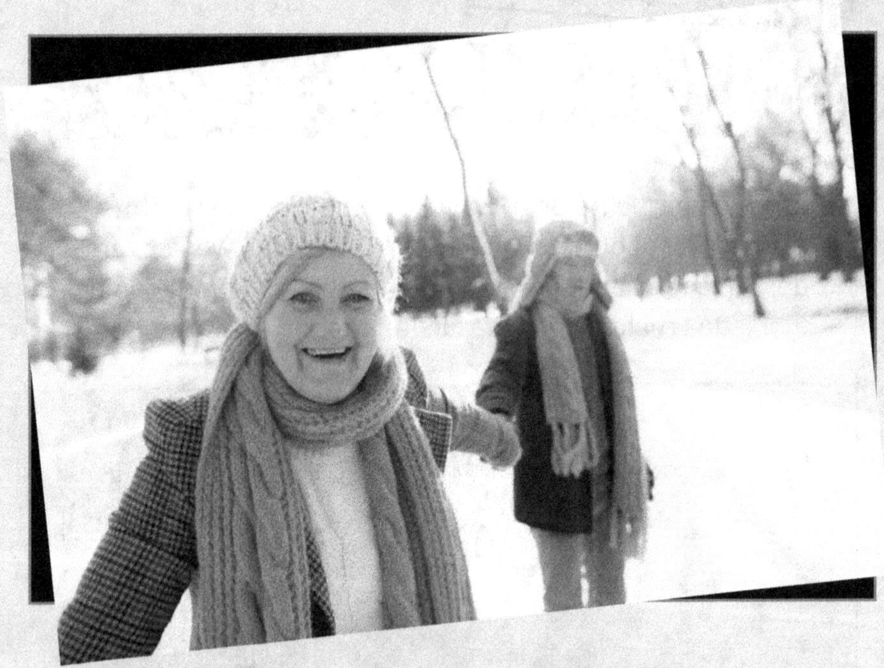

Thema:

Eiskalt

Wenn man gelernt hat, mit dem gesuchten Begriff umzugehen, kann man eine Menge Spaß mit ihm haben.

Es gibt viele Wintersportarten, bei dem der von uns gesuchte Begriff unentbehrlich ist.

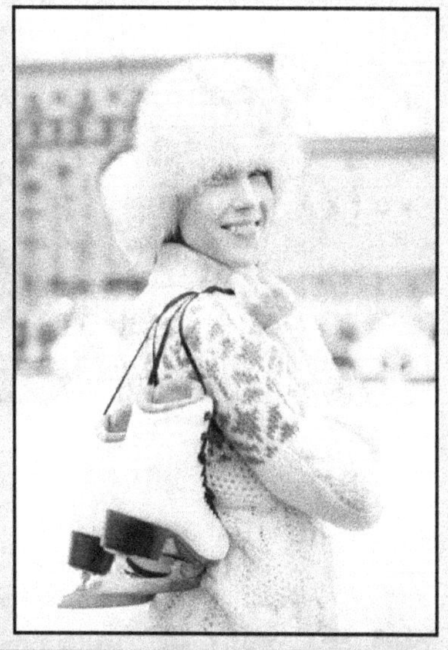

Bei diesem Begriff der von uns hier gesucht wird, handelt es sich um ganz bestimmte Winterschuhe.

Die Lauffläche, auch umgangssprachlich Schuhsohle genannt, berührt aber nicht den Boden, wenn man mit diesen Schuhen läuft.

Die gesuchten Schuhe besitzen unter ihrer Schuhsohle Kufen, mit denen man über Eisflächen schlittert bzw. gleiten kann.

Der gesuchte Begriff lautet:

„Schlittschuhe"

Der jetzt von uns gesuchte Begriff ist eine sehr bekannte Blume, die zur Winterzeit blüht.

Diese gesuchte Winterblume muss aber nicht von Bienen bestäubt werden.

Bei dieser von uns nun gesuchten besonderen Winterblume handelt es sich jedoch nicht um eine richtige Pflanze.

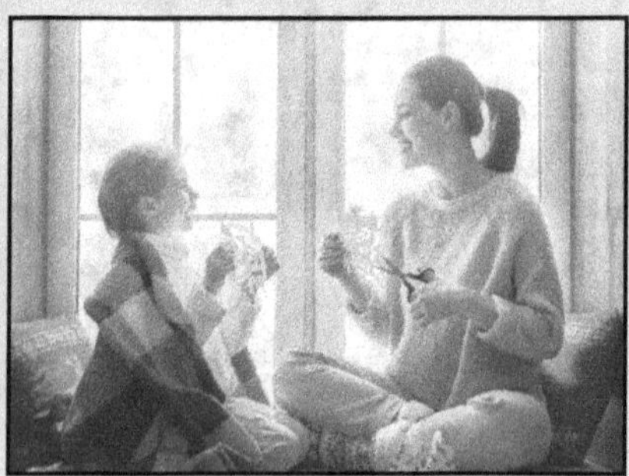

Diese gesuchte Blume blüht typischerweise nicht im Garten, sondern bevorzugt in beheizten Räumen.

Die gesuchten Blumen wachsen aber nicht im beheizten Raum, sondern an der Innenseite der Fenster des beheizten Raumes.

Bei diesen winterlichen Blumen handelt es sich um Eiskristalle, die wegen ihrer Form auch als Blume bezeichnet werden. Haben Sie erraten, welche Blume gesucht wird?

Der gesuchte Begriff lautet:

„Eisblume"

Der Begriff erscheint meistens sobald es schneit in der
Nähe von Häusern, in denen Kinder leben.

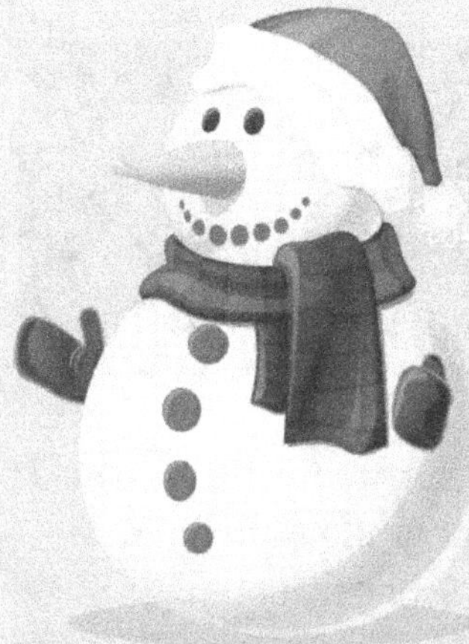

Dieser von uns gesuchte Begriff
besteht
zwar fast nur aus Schnee, jedoch
hat die Natur ihn nicht geformt.

Der gesuchte Begriff
wird immer
von Menschenhand erschaffen.

Zwei oder drei riesige Schneekugeln sind immer der
Grundstock für diesen gesuchten Begriff.

Wenn es wärmer wird,
verschwindet der gesuchte Begriff ganz von allein.

Der gesuchte Begriff lautet:

„Schneemann"

Der gesuchte Begriff ist leicht zu bedienen und benötigt weder Benzin noch Diesel.

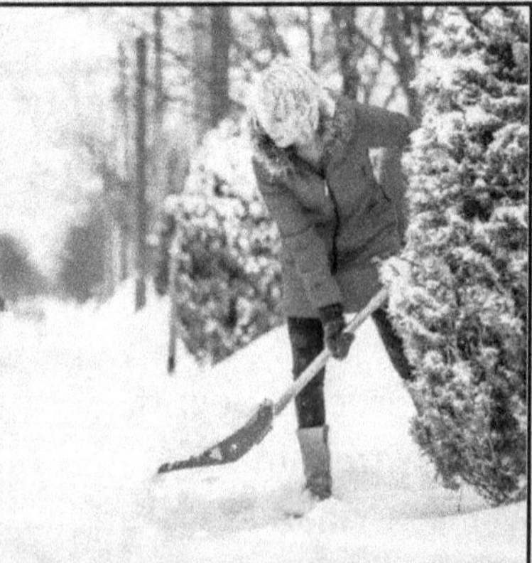

Der gesuchte Begriff ist eine sehr große Hilfe beim Schneeräumen.

Mit dem gesuchten Begriff schiebt oder schaufelt man Schnee zur Seite.

Neben dem von uns gesuchten winterlichen Begriff gibt es auch spezielle Varianten, die im flüssigen Wasser und auf Sand benutzt werden können.

Wer ungeübt ohne Training und Ausbildung unseren gesuchten Begriff verwendet, kann seine Beine schnell in Gips wiederfinden.

Oft werden auch zusätzliche Stöcke bei der Verwendung des von uns gesuchten Begriffs benutzt.

Der gesuchte Begriff ist ein langes, schmales und flaches Sportgerät, das überwiegend im Winter genutzt wird. Aber nicht nur.

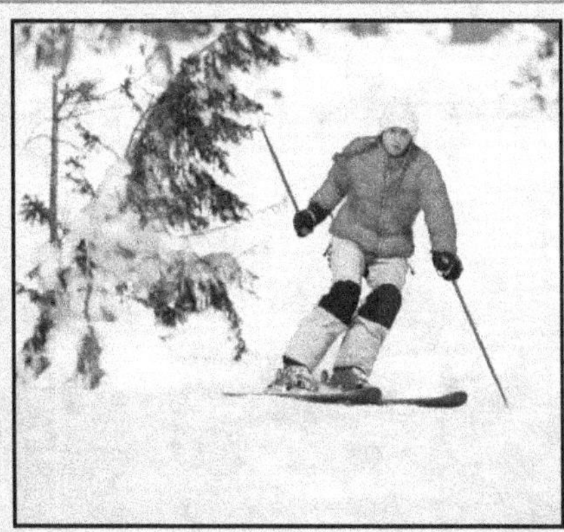

Die klassischen Verletzungen, die bei unserem gesuchten Begriff vorkommen können, sind Kreuzband- und Seitenbandrisse im Knie.

Der gesuchte Begriff lautet:

„Ski/Skibretter"

Wunderschöne Feste gibt es in Deutschland jede Menge, zu erwähnen wären da zum Beispiel die wunderbaren Schützenfeste, Frühlingsfeste, Pfingstfeste oder die Sommerfeste. Doch auch im Winter gibt es sehr schöne Feste. Der nun gesuchte Begriff ist so ein Fest.

Der gesuchte Begriff ist ein weltweit bekannter weihnachtlicher Markt.

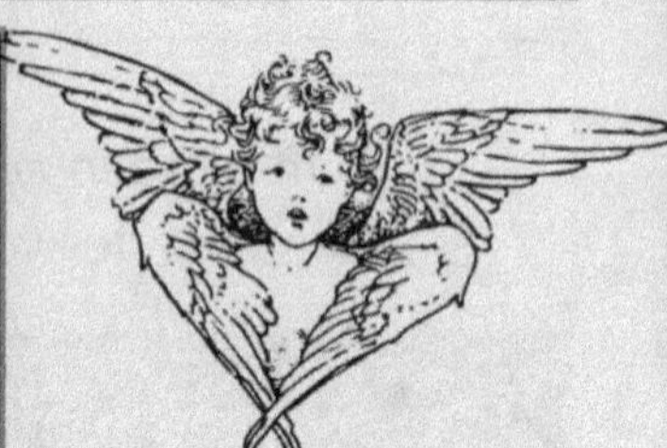

Auf diesem weihnachtlichen Markt werden meist besondere Waren angeboten, zum Beispiel Weihnachtsdekorationen, gebrannte Mandeln, Stollen usw.

Wahrscheinlich waren viele von Ihnen schon einmal auf so einem „weihnachtlichen" Markt und haben dort Glühwein getrunken oder einen heißen Kakao.

Auch in München auf dem Marienplatz und in der Altstadt von Nürnberg findet man den von uns gesuchten Markt jedes Jahr zur Weihnachtszeit.

Das blondgelockte Christkind findet man mehr oder weniger auf dem von uns gesuchten Weihnachtsmarkt ebenfalls.

Der gesuchte Begriff lautet:

„Christkindelmarkt"

Der nun gesuchte Begriff ist ein Tier, es handelt sich dabei jedoch nicht um ein Wildtier, sondern um eine Hunderasse aus Amerika.

Die gesuchte Hunderasse ist jedoch sehr zutraulich und eignet sich daher nur bedingt als Wachhund.

Die gesuchte Hunderasse kann bis zum Neunfachen des eigenen Körpergewichts ziehen.

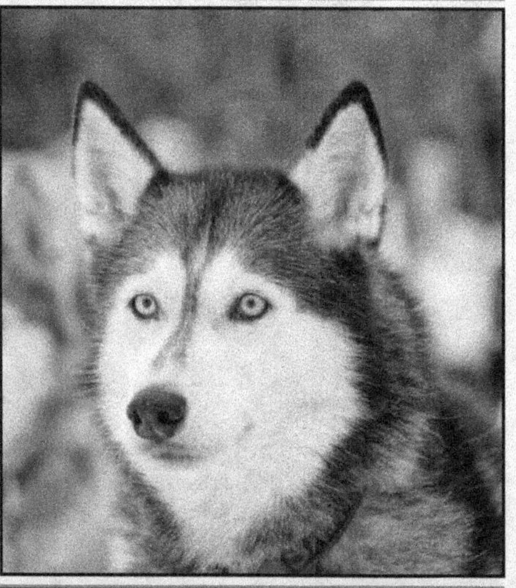

Einige Hunde der von uns gesuchten Hunderasse haben sogar wunderschöne blaue Augen.

Früher wurde die gesuchte Hunderasse besonders gerne von Eskimos als Nutztier bzw. Arbeitshund genutzt.

Besonders bei Schlittenhunderennen ist die gesuchte Hunderasse sehr beliebt.

Der gesuchte Begriff lautet:

„Husky"

Der nun gesuchte Begriff ist ein sehr beliebter Winterspaß.

Es handelt sich um ein beliebtes Gruppenspiel im Schnee, das sogar hin und wieder auch Erwachsene in seinen Bann zieht.

Das gesuchte Winterspiel wird
mit selbstgemachten Wurf-Schneekugeln gespielt.

Es geht darum, die gegnerische Mannschaft mit diesen Wurf-Schneekugeln zu bewerfen und dabei möglichst viele Gegner zu treffen.

Bei diesem gesuchten Spiel ist das Gewinnen zweitrangig, denn der Spaß steht hier im Mittelpunkt. Darum werden hier auch im Normalfall von niemandem wirklich die Punkte bzw. Treffer gezählt.

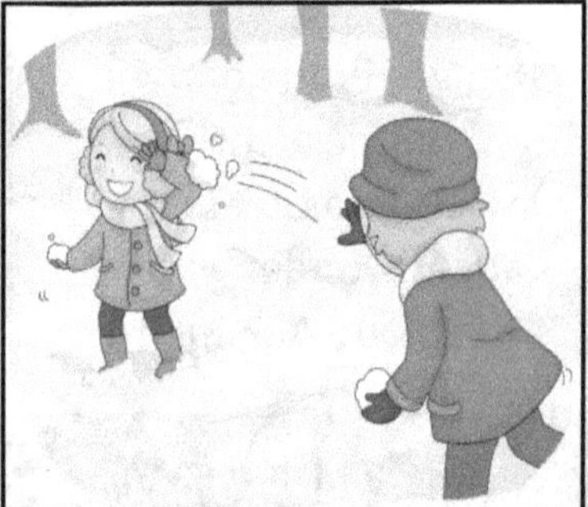

Einige Spielteilnehmer spielen das gesuchte Spiel sogar ohne Handschuhe. Dadurch können sie die Wurfobjekte besser formen, haben aber im Gegensatz zu den Spielern mit Handschuhen sehr schnell kalte Hände.

Der gesuchte Begriff lautet:

„Schneeballschlacht"

Der jetzt gesuchte Begriff besteht vollkommen aus kaltem Eis und eisigem Schnee. Doch uns Menschen kann der gesuchte Begriff vor dem Erfrieren retten.

In Deutschland findet man den von uns gesuchten Begriff, wetterbedingt, auch im Winter nur sehr selten.
In der Arktis ist das jedoch anders!

Der gesuchte Begriff kann leider nicht auf natürliche Weise entstehen, sondern muss von uns Menschen erst erbaut werden.

Der gesuchte Begriff ist eine einfache und schnell errichtete Unterkunft aus selbstgemachten Schneeblöcken, die meistens bei Jagdausflügen oder Wanderungen von Eskimos errichtet wird.

Der gesuchte Begriff ist daher auch als traditionelle Behausungen der Eskimos bei uns sehr bekannt.

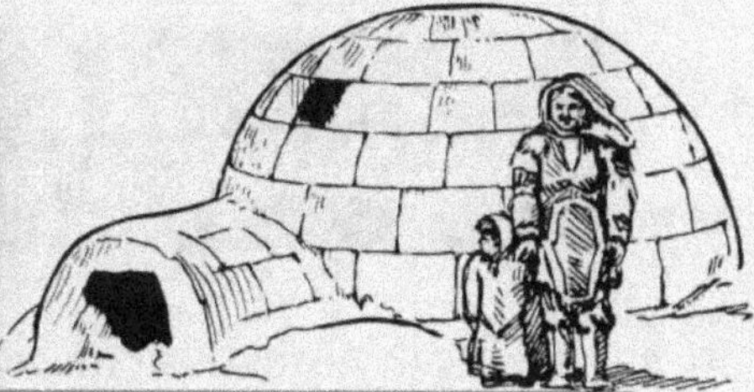

Der gesuchte Begriff ist ein kuppelförmiges Schneehaus.

Der gesuchte Begriff lautet:

„Iglu"

Der gesuchte Begriff ist meistens auch mit den Buchstaben
M und S gekennzeichnet.

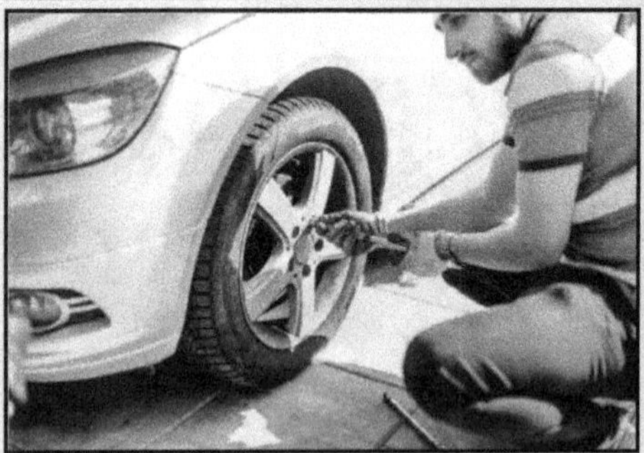

Der gesuchte Begriff sollte 4-mal an jedem Auto in der
Winterzeit vorhanden sein.

Benutzen Autofahrer diesen von uns gesuchten Begriff im
winterlichen Straßenverkehr nicht,
kann dies sehr teuer werden.

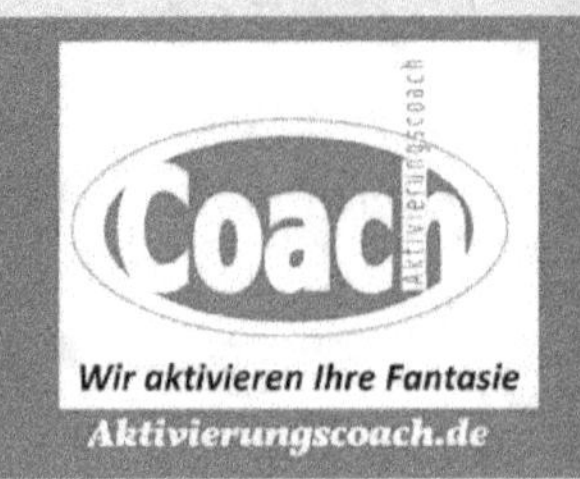

Quellenangabe:

Autor: Denis Geier

Illustration Buchcover & Seite 1 by stockshoppe © Can Stock Photo, Foto Seite 5 by Pressmaster © envato.com, Foto Seite 7 by bialasiewicz © envato.com, Foto Seite 8 by Nejron© envato.com, Illustration Seite 9 by j4p4n © openclipart.org, Foto Seite 10 by/ damedeeso © Can Stock Photo, Foto Seite 11 by dreamerve © Can Stock Photo, Foto Seite 12 by gajdamak © Can Stock Photo, Illustration Seite 13, 20, 23, 25, 29, 55 by OpenClipart-Vectors © pixabay.com, Illustration Seite 14 by gustavorezende © pixabay.com, Foto Seite 15 by Nataljusja © envato.com, Foto Seite 16 by vadymvdrobot © envato.com, Foto Seite 17 by microgen © envato.com, Foto Seite 18 by pbombaert © envato.com, Foto Seite 19 by eAlisa © envato.com, Foto Seite 21 by jarekgrafik © pixabay.com, Foto Seite 22 by jma659 © pixabay.com, Foto Seite 24 by vanillaechoes © envato.com, Foto Seite 26 by karkozphoto© envato.com, Foto Seite 27 by pawopa3336 © envato.com, Illustration Seite 28 by j4p4n © openclipart.org, Foto Seite 30 by rawf8 © envato.com, FotoSeite 31 by Leaf © Can Stock Photo, Foto Seite 32 by jjspring © Can Stock Photo, Foto Seite 33 & 37 by heckmannoleg © envato.com, Illustration Seite 34 & 36 by yayayoyo © Can Stock Photo, Foto Seite 35 by pvstory © envato.com, Foto Seite 38 by diego_cervo © envato.com, Foto Seite 39 by Krzysiek © pixabay.com, Foto Seite 40 by Nejron© envato.com, Foto Seite 41 by halfpoint © envato.com, Foto Seite 42 by eAlisa © envato.com, Foto Seite 43 by altanaka © envato.com, Foto Seite 44 by Lifeonwhite © envato.com, Foto Seite 45 by detailblick© envato.com, Foto Seite 46 by choreograph © envato.com, Foto Seite 47 by nd3000 © envato.com, Foto Seite 48 by bogitw ©pixabay.com, Foto Seite 49 by monkeybusiness © envato.com, Foto Seite 50 by mrdoomits © envato.com, Foto Seite 51 by by mythja© envato.com, Foto Seite 52 by halfpoint © envato.com, Foto Seite 53 by NomadSoul1© envato.com, Foto Seite 54 by choreograph © envato.com, Foto Seite 56 by aetb © envato.com, Foto Seite 57 by photobac © envato.com, Illustration Seite 58 by b0red © pixabay.com, Foto Seite 59 by NERYX © envato.com, Illustration Seite 60 by lenm © Can Stock Photo, Illustration Seite 61 by Firkin © openclipart.org, Foto Seite 62 by stockcentral © envato.com.

Sehr geehrte Leserinnen und Leser,

stetig sind wir bemüht, Ihnen interessante und spannende Buchprojekte zu präsentieren. Dabei versuchen wir auch, Ihnen als freie Selfpublisher möglichst professionelle und unterhaltsame Texte anzubieten. Alle diese Texte werden mit großer Liebe und Hingabe erstellt und anschließend von einem professionellen Korrektor geprüft. Dennoch kann es vorkommen, dass sich der ein oder andere kleine Fehler trotz aller Sorgfalt eingeschlichen hat. Sollte dies der Fall sein, bitten wir, dies zu entschuldigen. Über eine kurze Info- bzw. Fehler-E-Mail würden wir uns freuen, sodass wir diesen Fehler zeitnah entfernen können.

Wir wünschen Ihnen weiter viel Vergnügen mit unseren Büchern und verbleiben mit freundlichen Grüßen

Denis Geier